DE LA MÉDECINE

INTERNE

APPLIQUÉE AUX MALADIES

CHIRURGICALES.

DE LA MÉDECINE

INTERNE

APPLIQUÉE AUX MALADIES

CHIRURGICALES,

Par M. CARTIER,

Ancien Chirurgien en chef de l'hôtel-Dieu de Lyon, Docteur en Médecine, membre de l'Académie de Lyon, de la Société de Médecine de la même ville, et de quelques autres Sociétés savantes.

A LYON,

De l'Imprimerie de J. M. BARRET, place des Terreaux.

1807.

veillance , et par l'exemple de votre généreux dévouement au service de l'humanité souffrante.

Recevez, Messieurs , le témoignage de sentimens dans lesquels se confondent le respect et l'affection.

CARTIER.

AVANT PROPOS.

J'examine d'une manière générale, les complications d'affections internes qui se joignent aux maladies appelées chirurgicales : le sujet est neuf, et doit intéresser par lui-même. Pendant le temps où la médecine et la chirurgie marchèrent isolées l'une de l'autre, les médecins, souvent chargés d'administrer le traitement interne aux individus affectés de maladies extérieures, n'appliquoient point, dans ces cas, d'une manière toujours sûre, les règles de leur art ; ils n'avoient pas toujours fait eux-mêmes une étude parfaite de la chirurgie ; ils n'avoient pas toujours approfondi les effets des lésions extérieures sur l'ensemble de l'organisation.

Les chirurgiens célèbres qui, dans le cours du dix-huitième siècle, ont

porté si loin l'analyse des affections
multipliées qui se produisent à l'extérieur du corps, la précision dans les
procédés opératoires, affectoient trop
souvent un mépris injuste et nuisible
aux progrès de l'art, pour les connois-
sances qui appartiennent à la médecine
proprement dite.

La Dissertation que je publie au-
jourd'hui est le fruit de l'expérience
acquise par mon exercice dans les
hôpitaux. Ayant eu à pratiquer la
médecine à l'égard d'un grand nombre
de maladies externes, prises parmi
les plus graves, j'ai pu les redouter
et les étudier longuement. Souvent
elles auroient enlevé à mes mains le
succès que le bonheur leur promettoit,
si je n'avois été prompt à en repousser
les fâcheuses atteintes.

DE LA MÉDECINE

INTERNE

APPLIQUÉE AUX MALADIES

CHIRURGICALES.

CONSIDÉRATIONS GÉNÉRALES.

Une lésion locale accidentelle, et qui a lieu à l'extérieur du corps, lui imprime toujours un trouble d'autant plus grand, que la gravité de la lésion est plus grande elle-même. Les circonstances d'altérations, dont s'accompagne ce trouble, ressemblent plus ou moins à celles qui se développent dans notre organisation, sans qu'il existe de lésion extérieure.

La chirurgie pratique fréquemment de graves opérations, qui font naître de grands changemens dans toute l'économie ; les modifications que ces changemens amènent, sont relatives à diverses circonstances, telles que la nature de l'opération, l'état dans lequel se trouvoit le corps affecté de la maladie qui la nécessite, la fatigue qui en accompagne l'exécution.

Enfin, il survient à l'extérieur du corps et d'une manière spontanée, des maladies locales ; celles-ci peuvent être de nature aiguë ou appartenir au caractère chronique : nous rapporterons à cette classe d'altérations les corps étrangers qui, sans être placés à la superficie, sont cependant accessibles au tact du chirurgien, et sollicitent de lui des moyens de soulagement, lorsqu'il n'est pas dans les règles de son art de les enlever.

Dans toutes les suppositions qui viennent d'être établies, la chirurgie, pour obtenir sa pleine efficacité, ne doit pas se borner aux moyens qui lui sont fournis par le secours de la main ; en leur ajoutant l'avantage des applications extérieures, elle n'atteindroit pas pour cela le but qu'elle se propose, au moins d'une manière constante. Le concours de la médecine interne doit agrandir la sphère de ses ressources, et lui aider à créer ces prodiges de l'art qui lui ont valu, dans tous les temps, l'admiration des détracteurs de la médecine eux-mêmes.

PREMIÈRE PARTIE.

La lésion extérieure, telle qu'une plaie, une fracture, une forte meurtrissure, une contusion violente, provoque toujours dans le corps qu'elle atteint, une irritation qui varie d'intensité, suivant un grand nombre de circonstances ; le plus souvent elle est en rapport avec la force de l'action qui a produit la lésion ; il est possible cependant, qu'elle prenne un caractère grave, à l'occasion de la plus légère cause. J'ai cité dans mon Précis d'observations de chirurgie, l'histoire d'un jeune confiseur qui reçut un coup de couteau dans l'épaisseur des parois de la poitrine : la seule irritation produisit des symptômes si alarmans, qu'on auroit pu croire à la pénétration dans l'intérieur de la cavité, et à la lésion de quelque organe important.

Le premier effet de cette irritation est

de déterminer le spasme de toute l'économie animale ; ce spasme est plus ou moins durable , suivant les dispositions particulières de l'individu lésé ; à une époque plus ou moins éloignée de l'instant de la lésion , il s'opère une réaction salutaire contre ce resserrement ; au resserrement succède la chaleur fébrile ; la concentration du pouls fait place à son développement ; la peau s'épanouit dès-lors, et s'ouvre à la transpiration : la réunion de ces deux temps forme ce qu'on appelle la fièvre d'irritation.

Il peut arriver que chez des sujets favorablement disposés , cette fièvre d'irritation soit à-peu-près nulle , sur-tout lorsque la cause qui la met en jeu est légère ; elle doit alors être traitée comme une fièvre éphémère simple , par les boissons calmantes , le régime et le repos.

Si la fièvre d'irritation est déterminée par une circonstance très-grave , si elle se développe chez un sujet mal disposé , c'est avec une grande facilité qu'elle prend les plus fâcheux caractères : quand elle est causée, par exemple, par le désordre d'une fracture comminutive, par la contusion et le déchirement des parties molles qui accompagnent l'altération des os, sur-tout si à tout ceci se joint la commotion ou l'ébranlement général du corps, on a tout à redouter d'une telle fièvre d'irritation.

Lorsque les choses doivent se passer d'une manière aussi fâcheuse, des frissons vagues se font ressentir dans toutes les parties du corps, le malade éprouve une anxiété profonde, la transpiration ne s'établit que très-difficilement ; on voit que toutes les forces de la vie sont resserrées sur elles-mêmes ; quelquefois le blessé éprouve une fausse sécurité, qui s'accompagne d'une sérénité équivoque et qui contraste singulièrement avec la gravité du mal. D'autres fois le délire ne tarde pas à survenir ; la fièvre semble ne présenter souvent aucune rémittence : il est difficile de dire quel nombre d'accès ou de paroxismes le malade en éprouve avant de succomber, ce qui peut avoir lieu du second au troisième jour de l'accident. Un homme au service de M. de L * * * fit une chute de très - haut et se cassa la cuisse , de telle sorte qu'on fut obligé de faire la résection du fragment osseux qui avoit percé les tégumens ; le corps de ce malheureux dont la taille et l'embonpoint étoient considérables , avoit reçu une secousse violente , par l'effet de la chute ; ses organes avoient été profondément ébranlés ; la fièvre se développa de suite avec tous les caractères de la malignité : il succomba à sa violence , malgré l'emploi des moyens puissans qui furent administrés avant l'époque de l'établissement de la suppuration.

Lorsque le mal local est de nature à pouvoir être amendé par quelque procédé avantageux , ou enlevé par l'ablation de la partie dans laquelle il réside , on a lieu d'espérer que l'opération fera disparoître , dans quelques cas au moins , le danger qui peut se joindre à la fièvre d'irritation ; mais quand, par quelque motif que ce soit , on ne peut songer à enlever la partie lésée , la médecine uniquement calmante , entièrement délayante seroit bien loin d'être la seule convenable. On pourroit tenir le même langage pour les cas où la malignité dépendroit plutôt de la secousse générale du corps, que de l'impression qui résulteroit pour lui de la gravité de la lésion locale.

Si, par les faits consécutifs qui se manifestent à la suite des grands accidens locaux, il est bien démontré que le trouble qu'ils apportent dans l'ensemble de l'organisation produit des effets analogues à ceux de la malignité, il est évident que dès que les circonstances qui peuvent le faire naître, existent, il faut recourir aux moyens susceptibles de prévenir ou amender ce fâcheux état : or, si l'on examine les faits que nous avons énumérés plus haut et qui font suite à ces graves impressions, on verra bien clairement que leur analogie avec ceux de la malignité est frappante ; il n'est rien de plus malin, en effet, que cette anxiété profonde à laquelle le malade est livré, que la concentration des forces de la vie qu'il éprouve, que ce trouble dans l'invasion des paroxismes fébriles, qui s'accompagnent le plus communément d'un prompt délire;

Cette prostration des forces vitales qui survient sans gradation, la terminaison par la mort qui arrive si promptement, sont des caractères remarquables de ce qu'en médecine on appelle malignité.

Comme une fièvre à fâcheux caractères se combat avec la plus grande difficulté, quand elle est une fois développée, la médecine préservative doit jouer un grand rôle dans les circonstances de lésions externes, qui peuvent favoriser son apparition. Sans donner au traitement fébrifuge toute son extension, il convient de l'administrer alors comme tonique, comme antispasmodique, et de prémunir par-là le principe vital, contre un trouble qui deviendroit bientôt funeste.

La conduite suivante m'a parfaitement réussi dans un grand nombre de cas de cette espèce : avant la naissance des grands accidens, je faisois administrer de légers vulnéraires ; je leur associois les diaphorétiques ; je ne craignois même pas, dès l'existence du désordre, de faire prendre une décoction légère d'écorce du Pérou,

-qu'on

qu'on étendoit dans quelque véhicule dé-
layant ; je prescrivois aussi le camphre
avec avantage , en lui associant d'abord le
nitre , ensuite le musc , des mélanges dans
lesquels entroit , suivant les cas , l'extrait
ou le syrop de kina , l'esprit de Mindérérus ,
la liqueur d'Hoffmann.

Jusqu'à quel point faut-il , dans ces premiers momens , recourir à la saignée , ou
s'en abstenir ? Si la comparaison que nous
avons faite de l'état qui suit les grands
désordres locaux , avec celui de la malignité , est juste , ce qui est évident pour
nous , il est certain qu'on doit être
au moins très-réservé sur l'emploi de la
saignée , dont l'effet général est d'affoiblir.
Il ne faut pas s'en laisser imposer par ce
tumulte qui règne dans toutes les fonctions ,
et que des sens peu exercés peuvent prendre
pour de l'inflammation : cet appareil d'irritation est si souvent suivi de tous les
symptômes qui indiquent la plus grande
prostration des forces, que la saignée qu'on
auroit d'abord pratiquée, seroit toute entière
au détriment des derniers temps de la maladie.

On rencontre pourtant des circonstances, où l'évacuation sanguine peut avoir un grand degré d'utilité ; c'est lorsque la force de l'ébranlement dirigé sur quelque organe profond, y a, pour ainsi dire, suspendu les lois de la circulation ; le viscère, sur-tout s'il est de nature spongieuse, se trouve engoué par le sang, et la circulation, à raison de cette espèce d'encombrement, ne s'y rétablit qu'avec peine : la saignée, dans de tels cas, tend à dégorger, et si l'affoiblissement n'est pas général, elle peut être d'une grande utilité ; elle enlève encore alors un des élémens de l'inflammation, et rien n'est plus funeste que cet accident pour des organes tels que le cerveau, ceux de la poitrine, ceux que renferme la cavité de l'abdomen ; de sorte qu'en considérant les faits, et en comparant entr'eux les cas de désordres locaux produits par une cause extérieure, la saignée doit sur-tout convenir à ceux qui ont porté sur les organes renfermés dans les grandes cavités, sans cependant que nos réflexions, tirées des circonstances qui peuvent faire naître la malignité, puissent perdre même alors leur application.

Quoique le but de cet écrit soit de considérer essentiellement les moyens internes qu'on peut diriger contre les maladies chirurgicales, comme le vésicatoire est un des moyens dont la médecine proprement dite fait un grand usage, nous croyons devoir en parler ici, relativement aux affections extérieures déterminées par une cause provenant du dehors. C'est sous l'influence de la fièvre d'irritation qu'on voit commencer ces engorgemens considérables, qui ont souvent des terminaisons si fâcheuses sur les parties affectées ; elles offrent le point d'irritation sur lequel se dirigent tous les élémens d'une fluxion plus ou moins active ; l'on voit encore à cette occasion les organes qui portent en eux quelque principe de débilité relative, s'affecter avec la plus grande facilité et partager le sort de la portion du corps qui a été lésée par la cause extérieure, laquelle a agi avec plus ou moins de violence.

Pourquoi ne pas faire, dans cette circonstance, ce que l'on pratique pour les fluxions qui se développent d'une manière spontanée ? La fluxion qui se manifeste à l'occasion d'une cause extérieure , est en tout semblable à celle qui est déterminée par l'action d'une cause interne et profonde ; elle se compose des mêmes élémens ; elle obéit aux mêmes lois ; elle ressemble , en un mot, pour tout , à celle qui paroît avec un principe différent.

Le vésicatoire appliqué aux parties correspondantes et opposées à celles qui se trouvent lésées , en produisant une autre fluxion , tend à décomposer celle qui s'empare du point sur lequel a agi la cause de de lésion : cette assertion est dans le sens d'une théorie rationelle ; elle est confirmée par une pratique nombreuse : tous ceux qui ont suivi mes exercices de chirurgie avec quelque attention , ont dû remarquer combien étoient rares les grands engorgemens , les vastes dépôts , lorsque j'avois recours à l'emploi des vésicatoires.

Les chirurgiens livrés au traitement des grandes maladies chirurgicales , n'ont pas accueilli ce moyen avec la faveur que devoient lui concilier la raison et l'expérience ; mais la défaveur de la nouveauté doit disparoître pour lui, si l'on considère qu'il n'a de nouveauté apparente que son application , puisqu'il est de la plus ancienne médecine de combattre l'opiniâtreté des fluxions à la faveur de divers dérivatifs.

Dans les conjonctures graves dont il s'agit, le vésicatoire n'offre pas l'unique avantage de détourner et de diviser les fluxions ; il peut encore contribuer à dénaturer les fièvres funestes qui se développent si facilement à la suite des grands accidens ; il offre aussi le précieux avantage de défendre les organes importans qui s'affectent avec facilité ; car il n'est rien de si commun que de voir , à l'occasion des désordres extérieurs , les principaux viscères contracter des fluxions funestes et dont la fâcheuse terminaison ne laisse pas souvent le temps aux maladies locales d'épuiser le terme de leurs chances défavorables.

Dira-t-on que le vésicatoire ajoute aux causes d'irritation qui existent déjà si fortement avec une grande altération locale ? mais une irritation partagée , selon les lois reconnues de notre organisation , s'affoiblit nécessairement, et il résulte, toutes choses égales d'ailleurs , plus de désordre d'un point d'irritation concentré , que de points d'irritation multipliés qui semblent se contrebalancer mutuellement.

Il étoit plus nécessaire ici d'établir l'identité qui existe entre certaines fièvres d'irritation et les fièvres réputées malignes , que d'exposer le traitement très-connu par lequel on les combat lorsqu'elles ont lieu : il est hors de doute que si l'on peut trouver l'intermittence qui sépare deux accès, on doit administrer le spécifique de tels mouvemens fébriles, je veux dire le kina ; mais l'on est quelquefois surpris avec tant de vîtesse , les intervalles qui ont lieu entre les redoublemens sont si peu prononcés , qu'il devient souvent impossible de se servir de ce moyen puissant avec tout son avantage.

Quoique dans la circonstance de lésion extérieure , la fièvre à caractères malins soit bien plus fâcheuse que dans les cas ordinaires, un art bien avisé peut néanmoins la combattre avec succès. Je peux étayer cette assertion de deux observations très-remarquables; ce qui est beaucoup pour des cas ordinairement si désespérés : l'une est celle d'un patron de Châlons dont j'ai fait mention dans mon Précis d'observations de chirurgie ; l'autre est celle d'un habitant des environs de Lyon. Chez l'un et l'autre, la fièvre à caractères malins se développa le lendemain même de l'existence de l'accident, qui pour tous les deux étoit une fracture à une jambe, complète, comminutive, avec engorgement considérable : c'est avec le kina que je vins à bout de comprimer une fièvre qui se composa chez tous les deux, d'au moins cinq accès bien remarquables, quoiqu'elle se fût développée sous l'influence de l'affection locale la plus grave, et qu'elle présentât les caractères de la malignité la plus décidée.

Dans les cas ordinaires, il existe une intermission très-prononcée entre cette fièvre primitive et celle qui accompagne la suppuration ; cette dernière se prononce ordinairement du quatrième au cinquième jour ; elle est peu prononcée dans les cas de lésion légère, chez les sujets heureusement dis-

posés ; chez ceux qui ont assez de force ;
pour que les opérations de la vie s'opèrent
en eux, sans un grand travail de la part
de la nature : je coupai la jambe à un jeune
homme qui avoit perdu le pied par l'effet
de la gangrène ; il étoit fort et vigoureux,
désiroit ardemment l'opération ; chez lui la
fièvre d'irritation fut peu sensible, celle de
la suppuration nulle.

Dans les sujets bien constitués, la fièvre
de la suppuration prend ordinairement le
caractère de la fièvre inflammatoire simple ;
elle ne dure pas plus que cette dernière ;
comme dans celle-ci, le pouls est plein et
développé, la peau ouverte à la transpiration ; le pus qui se trouve dans la solution
de continuité, est louable et se forme facilement. Si la fièvre de la suppuration
s'annonce d'une manière aussi favorable,
les simples tempérans, joints à la diète et
au repos, suffisent pendant sa durée.

La fièvre de la suppuration est bien loin
de se passer toujours sous des auspices
heureux ; lorsque ce travail de la nature
s'effectue dans une partie mutilée, dans

des chairs déchirées et contuses ; quand il se trouve des corps étrangers qui tendent à irriter d'une manière soutenue , si le malade offre des dispositions peu favorables à d'heureuses solutions , la fièvre revêt un caractère d'intensité beaucoup plus grand ; elle peut alors faire suite à la fièvre d'irritation , en offrir les symptômes fâcheux , être irrégulière dans ses mouvemens , s'accompagner du resserrement du pouls et d'autres phénomènes graves ; la suppuration ne s'établit qu'avec peine alors , et elle ne se présente point sous des formes louables.

La fièvre de la suppuration peut donc, aussi bien que celle d'irritation , se présenter sous les formes les plus funestes , et elles peuvent lui être imprimées , soit par le désordre qui existe dans la maladie locale , soit par celui qui a résulté pour tout le corps de l'ébranlement ou du trouble général dont s'est accompagnée la lésion , soit enfin par les mauvaises dispositions de l'individu lésé et qui existoient en lui avant son accident. Dans la première circonstance, il n'est que l'amendement de la partie lésée qui puisse faire cesser cet état dangereux. Dans les autres suppositions, il faut considérer que la fièvre de la suppuration pouvant très-facilement se lier à la nature de la malignité, il est de l'intérêt le plus urgent d'opposer des moyens victorieux, à la seule imminence du mal : j'ai même vu plus souvent la fièvre de la suppuration devenir maligne, que celle qui accompagne l'irritation première.

Lorsque la fièvre de la suppuration doit offrir des caractères aussi fâcheux, j'ai remarqué le plus communément que les jours qui la précédoient, présentoient le malade dans une espèce de calme insidieux, que souvent la fièvre d'irritation avoit paru à-peu-près nulle, et que la fausse sécurité dans laquelle on s'endormoit, n'étoit dissipée que par l'invasion d'accès les plus formidables et les plus brusques. François *** eut une jambe coupée pour une fracture comminutive, déterminée par la chute sur ce membre, d'un gros quartier de pierre : les trois jours qui suivirent l'opération, n'offrirent que le calme trompeur dont j'ai d'abord parlé ; mais dans la nuit du quatrième au cinquième jour, on vit naître le plus violent accès de fièvre, accompagné de délire, de concentration du pouls, de la plus grande inquiétude ; le moignon qui fut découvert, ne présenta qu'une sanie roussâtre et peu abondante ; le sixième jour de l'opération, le malade succomba à cette fièvre qui ne montra d'intermission que par quelques paroxismes.

Je crois que lorsque les circonstances qui peuvent donner à la fièvre de la suppuration cette mauvaise nature, existent, il faut, comme pour la fièvre d'irritation, aller au devant d'accidens aussi funestes : il en est une qui ne permet pas d'ignorer que le corps a reçu cette fâcheuse impression ; c'est lorsque la cause de la lésion locale n'a pas épuisé son effet sur la partie qui en a été atteinte, et a porté un trouble ou un ébranlement plus ou moins grand dans l'ensemble de l'organisation, et dans les différentes parties du corps.

C'est encore aux toniques fébrifuges qu'il

fàut s'adresser dans ces graves occasions ,
aux moyens qui sans avoir l'inconvénient
de comprimer les mouvemens de la nature ,
ont l'avantage de leur enlever ce qu'ils
pourroient avoir d'irrégulier , et de fortifier
assez le principe de vie , pour qu'il ne
tombe pas dans cet affaissement qui ap-
partient à la malignité ou qui en favorise
l'apparition ; en conséquence , la décoction
d'écorce de Pérou , d'autres préparations
analogues , telles que l'extrait de cette
substance , sous quelque forme que ce
soit ; le camphre , le musc ; l'opium , donné
à doses modérées , sont les préservatifs aux-
quels on a recours.

Il est plus difficile de combattre la fièvre
à mauvais caractères, lorsqu'elle se développe
sous l'influence de la suppuration, que lorsqu'elle paroît avec les premiers temps de
l'irritation : dans la première circonstance ,
la seule malignité est à détruire ; dans la
seconde , la putridité se combine communément avec l'état malin , parce que de la
partie livrée à la suppuration , il s'établit à
l'intérieur du corps une résorption puru-

lente qui doit nécessairement le souiller
et joindre tous les inconvéniens de la putridité à ceux de l'état malin et insidieux :
aussi, lorsque ce n'est qu'à l'époque de
la suppuration que ces fièvres se déclarent,
le malade présente-t-il ordinairement au plus
haut degré les signes qui indiquent l'adyna-
mie, tels que la croûte épaisse de la langue,
l'enduit noirâtre et sordide des dents, la
chaleur brûlante de la peau, la fétidité de
l'haleine, la flaccidité des membres.

Avoir indiqué les moyens par lesquels on
cherche à prévenir les fièvres funestes dont
il vient d'être question, c'est faire connoître ceux qui deviennent nécessaires, lorsqu'on est surpris par elles ; il n'est, en
effet, que le kina, pour comprimer des
accès de fièvre aussi fâcheux, lorsqu'on
peut rencontrer l'intervalle qui les sépare :
on possède les préparations moins énergiques de cette substance, telles que la
décoction en boisson, lavemens, fomentations, pour fortifier le corps d'une manière générale, pendant qu'il est travaillé
par la fièvre. Lorsqu'elle existe sans in-

terruption et toujours avec les caractères indiqués, on donne l'extrait de kina comme fortifiant, et sans avoir égard aux intermittences; on administre aussi les diaphorétiques cordiaux, les calmans, tels que l'esprit de Mindérérus, le camphre, le musc, pour agir dans le même sens. C'est en combinant convenablement ces diverses substances, c'est en les associant d'une manière sage aux dérivatifs dont nous avons précédemment parlé, qu'on parvient dans quelques circonstances, à triompher de maladies qu'on peut considérer comme les plus graves, à raison de la lésion locale à laquelle elles sont liées, et qui, par une irritation soutenue, tend nécessairement à accroître leur gravité naturelle.

Il est donc évident que les grands désordres extérieurs qui s'accompagnent d'un trouble général ou d'un grand ébranlement, donnent souvent lieu aux fièvres à caractères ataxiques, de la nature desquelles de nombreuses observations ne nous ont pas permis de douter.

Les lésions resserrées sur un petit espace,

qui portent sur des parties dans lesquelles réside une vive sensibilité , dont la structure est sur-tout membraneuse , donnent souvent naissance à l'accident nerveux connu sous le nom de tétanos , sur-tout si le sujet atteint de la lésion offre des dispositions au développement de cet affreux symptôme : je ne me conformerois pas à mon plan , en traitant ici du tétanos *ex professo* ; je me contenterai de fixer l'attention sur les moyens qui peuvent écarter cet accident des altérations extérieures , dont la nature est plus propre à en favoriser la naissance.

Il n'est pas douteux qu'on sera plus heureux à prévenir le tétanos traumatique, qu'à le combattre lorsqu'il sera développé ; il est donc du plus grand intérêt de le prévenir par les secours dont il élude le plus communément l'effet, lorsqu'il est formé ; en conséquence , les moyens qui portent le relâchement dans le corps , tels que les préparations d'opium , les bains , les évacuations sanguines , sont le traitement préservatif auquel j'ai eu sur-tout recours.

Le vésicatoire, auquel j'ai rapporté tant d'avantages, en tant qu'il partage les fluxions, qu'il dénature les mouvemens irréguliers, est, à n'en pas douter, dans le sens des moyens qui préviennent l'invasion du tétanos : le partage des sensations les affoiblit nécessairement toutes ; et, comme je l'ai déjà fait remarquer, c'est la sensation concentrée sur un seul point, qui produit plus facilement ce resserrement général du corps : lorsque le spasme se partage, il devient necéssairement moindre pour chacune des parties affectées, et sa réaction sympathique sur la totalité des organes, en devient par conséquent plus foible.

Enfin, sans vouloir trop raisonner sur des faits qui sont dans les lois les plus secrètes de la nature, il est certain que dans les premières années de mon exercice de chirurgien en chef à l'Hôtel-Dieu de Lyon, je voyois souvent survenir le tétanos, à la suite d'écrasemens de doigts, de coups de feu au voisinage de quelque articulation : mais, dès qu'à l'occasion de toutes les plaies graves, j'ai tenu la conduite que je viens d'indiquer ;

d'indiquer ; que non content de calmer l'éréthisme nerveux , j'ai fait révulsion de la partie lésée , par l'application des vésicatoires , j'affirme que les exemples de tétanos y sont devenus très-rares.

Il résulte des remarques qui viennent d'être faites , que les altérations extérieures produites fortuitement sur notre corps , s'accompagnent de phénomènes qui se rapportent par leur nature à ceux qui se développent spontanément dans notre organisation ; car , rapprochant les faits les uns des autres , on rencontre le point de contact qui les confond entr'eux , et qui doit établir par conséquent , des ressemblances dans les moyens de guérison par lesquels on les combat.

SECONDE PARTIE.

LE trouble qui suit l'exécution de quelques opérations de chirurgie, les dispositions défavorables de quelques individus qui les subissent, d'autres circonstances qui seront exposées, tendent assez fréquemment à leur donner pour suite, des fièvres à mauvais caractères, qui se produisent le plus souvent avec celles d'irritation ou de suppuration, mais qui peuvent aussi se manifester à des époques indéterminées.

Ces contre-temps fâcheux suivent moins les opérations que les accidens survenus brusquement ; et la raison peut en être donnée aisément : dans les opérations, le corps se trouve préparé à l'avance ; l'organisation a pu descendre par degrés à cet état qui la dispose à la maladie, y a même été conduite par la direction d'un art éclairé ; tandis que le contraire a lieu pour des accidens brusques et qu'on n'a pu prévoir.

Cependant les sages prévoyances de l'art ne peuvent pas toujours vaincre les mauvaises dispositions de l'individu qu'on opère, ni écarter les funestes influences auxquelles il est soumis ; et , malgré tous ses soins , on a vu très-souvent les opérations être suivies de fièvres qui étoient bien loin de conserver la bénignité ordinaire des fièvres d'irritation ou de suppuration.

Toute opération de chirurgie ou arrache le corps à un état de souffrance, dans lequel il se trouvoit depuis plus ou moins long-temps , ou elle se pratique dans un état paisible de l'organisation : elle peut s'exécuter dans une troisième circonstance ; c'est lorsqu'il existe le plus grand trouble dans toute l'économie , soit à l'occasion de la cause qui a nécessité l'opération , soit par un principe qui lui est étranger ; et ce trouble est plus ou moins ancien.

Lorsqu'on opère dans la première supposition , quelquefois il ne survient , après qu'on a opéré, que l'irritation qui dépend de l'exécution même ; le propre de cette irritation est de faire naître une fièvre plus ou moins forte ; la plaie qui résulte de l'opération, devant presque toujours suppurer, il paroît aussi une fièvre de suppuration ; et, comme celle qui dépend de la première cause, elle offre différens degrés de force.

Quand l'opéré se trouve dans un grand degré de foiblesse amené avec lenteur, par la durée de la souffrance, ou le trouble des fonctions, il est possible alors que le malade succombe très-promptement à la nouvelle secousse causée par l'opération. Rien n'épuise autant les forces du corps que la sensation d'une douleur prolongée, sur-tout lorsqu'elle se fait sentir chez un sujet foible de sa nature.

Si l'individu soumis à l'épreuve de l'opération, conserve, quoique foible, assez de force encore pour que le principe de vie ne tombe pas dans une prostration subite, il est possible au contraire, que passant de sensations douloureuses à la tranquillité , par l'extraction du corps étranger qui faisoit naître la souffrance , par l'ablation de la partie dont le fâcheux état la maintenoit , ou par l'amendement du désordre dans lequel elle se trouvoit , le bien-être se rétablisse avec promptitude , et que les effets de l'irritation sur le corps deviennent comme nuls. Dans ce dernier cas , tout se compense d'une manière heureuse : l'irritation causée par l'opération , est annullée dans ses effets par le calme qui résulte du changement heureux dont elle s'est accompagnée.

Il est possible que l'opération pratiquée pour une maladie quelconque ait été exécutée par des procédés si pénibles , et que la sensibilité se trouve si violemment exaspérée , qu'il en résulte les suites les plus fâcheuses. Il ne sauroit rien survenir de plus funeste que cet affaissement qui suit la douleur portée à un haut degré ; on conçoit sans peine le désordre qui doit résulter pour le corps d'un tel anéantissement : rien n'est plus perturbateur des fonctions que la sensation de la douleur ;

un de ses graves inconvéniens est de tout resserrer du côté des organes secrétoires , de forcer , s'il est permis d'emprunter une comparaison grossière , le ressort de la vie. Je suis si pénétré de la vérité de ces réflexions sur la douleur , que j'estime que toute opération dans laquelle ce sentiment est porté trop loin ne sauroit promettre une terminaison heureuse : aussi l'opération de la pierre , lorsqu'elle se fait par des manœuvres longues et douloureuses ; les manutentions prolongées qu'on exerce dans la cavité de la matrice , pour certains accouchemens ; le broiement pénible des intestins qui offrent de la difficulté à rentrer , dans l'opération de la hernie , s'accompagnent presque nécessairement de la mort.

On peut dire qu'il est des circonstances d'opérations où le bien-être qui les suit est trop tranché avec l'état de souffrance dans lequel se trouvoient les malades avant qu'on les eût opérés. Cette assertion paroîtroit facilement un paradoxe , si je ne pouvois l'étayer d'exemples remarquables : Un enfant âgé de 12 ou 13 ans, fut apporté à l'hôpital,

après avoir éprouvé de longues douleurs,
causées par la présence d'un calcul dans
la vessie ; il étoit dans le marasme , ses
souffrances l'avoient rendu morose , triste
à l'excès ; après de courtes préparations ,
il fut soumis à l'opération de la pierre ;
ses douleurs se dissipèrent de suite , la
gaieté lui fut rendue , il reprit même de
l'embonpoint : tout faisoit croire que
l'enfant touchoit à sa guérison absolue ,
lorsqu'après avoir éprouvé une pente très-
grande au sommeil, il mourut tout-à-coup :
l'enfant n'avoit ressenti aucune tuméfaction
du ventre , aucuns signes d'irritation générale ; l'ouverture du cadavre ne montra
aucune inflammation des intestins ; et la
mort a paru décidément n'arriver dans cette
circonstance , que parce que le corps très-
affoibli a manqué , après l'opération , de
l'énergie nécessaire pour conserver la vie.

Un vieillard plus que septuagénaire ,
souffroit depuis plusieurs mois d'un ca-
tarre à la vessie ; les urines ne pouvoient
s'écouler qu'à la faveur du cathétérisme ,
auquel on étoit forcé de recourir souvent ;

après l'avoir sondé un très-grand nombre
de fois , pour lui épargner les douleurs
réitérées de l'opération , et pour obvier à
celles que cause la distension de la vessie ,
je lui plaçai , à demeure , une sonde de
gomme élastique : dès-lors il souffrit , en
effet , bien moins ; mais il tomba dans un
calme qui ressembloit à la stupeur ; il dor-
moit toujours , la douleur ne le reveillant
plus ; il passa à des évanouissemens funestes , et l'époque de son soulagement et
de son repos fut celle de sa mort. Je ne
cite au reste ces faits que comme curieux ,
comme peu propres à être assimilés à d'autres ; mais il faut tout noter dans l'histoire
des maladies.

Puisque l'irritation qui accompagne une
lésion externe accidentelle peut souvent faire
naître une fièvre à caractères graves , celle
qui résulte d'une opération dans laquelle
la sensibilité a reçu de vives secousses ,
peut aussi donner lieu à ce fâcheux état
de choses. J'avois opéré de la pierre un
marchand de vin de Mâcon ; la vessie conte-
nant plusieurs calculs volumineux , l'opé-

ration avoit été assez pénible ; la fièvre d'irritation s'accompagna de symptômes ataxiques, tels que le transport à la tête, l'inquiétude générale, la concentration du pouls : le kina donné après le premier accès, rendit le second moins grave ; et la répétition de ce moyen combattit entièrement une fièvre dont le début s'annonçoit par les caractères les plus alarmans. Dans une autre circonstance, j'ai vu opérer de de la pierre un homme âgé d'environ 65 ans ; les premiers jours qui suivirent l'opération ne présentèrent rien de remarquable ; mais vers le sixième jour, il s'établit une fièvre de la plus mauvaise nature : le malade succomba, après quelques accès.

Les individus qui ont subi des opérations graves sont aussi plus exposés que les autres à l'influence des épidémies régnantes. Les douleurs aiguës auxquelles étoit livré un enfant de 8 ou 9 ans, me déterminèrent à l'opérer de la pierre, pendant les chaleurs de l'été, craignant qu'il ne pût pousser sa carrière jusqu'à la saison plus tempérée. Quoique l'opération n'eût été ni pénible, ni laborieuse, il fut incontinent après at-

taqué d'une fièvre véritablement putride :
le ventre ne se tendit point, la vessie ne
s'enflamma pas ; mais des déjections alvines
s'établirent, elles étoient fétides et très-
putrides ; la peau offroit au tact une sensation brûlante ; la fièvre s'accompagna de
redoublemens, vers le soir, et l'enfant succomba vers le cinquième jour de l'opération.

J'ai opéré, dans le courant d'un hiver
très-doux, mais très-humide, un homme
gros, replet, très-sujet aux catarres : aux
accidens de l'irritation ne tardèrent pas de
se joindre ceux d'une fièvre muqueuse,
dont la gravité fut incontestablement accrue
par l'irritation d'un organe aussi important
que la vessie ; et la réunion de circonstances
aussi fâcheuses entraîna la perte du malade,
qui ne devoit pas succomber d'après le degré
présumé d'irritation dont s'étoit accompagnée
l'opération.

Lorsqu'il ne survient après l'opération
que la fièvre qui s'attache nécessairement
à toute irritation portée un peu loin,
l'art n'a qu'à recourir aux moyens usités
qui sont en son pouvoir et qui sont ap-

propriés aux malades. Les boissons émollientes, telles que les tisanes émulsionnées, la
décoction de guimauve, les mélanges dans
lesquels on fait entrer l'eau de fleurs d'o-
range, le syrop diacode, sont les calmans
que l'on prescrit : les lavemens, les fomentations entrent encore dans la série des
moyens que l'on administre alors, sur-tout
si la maladie locale avoisine les organes
sur lesquels ils agissent.

On doit beaucoup insister sur les médicamens simples, pour en obtenir l'effet
désiré ; éviter de recourir à ceux qui sont
d'un grand effet pour l'ensemble de l'organisation. Le trouble qui accompagne toute
irritation un peu forte, fait très-souvent
croire aux symptômes inflammatoires : les
saignées que l'on pratique fréquemment
alors, peuvent avoir l'avantage momen-
tané de diminuer l'irritation ; mais elles
déterminent une trop grande foiblesse du
corps ; peuvent, suivant ses dispositions, le
plonger dans une prostration funeste et le
disposer à recevoir plus facilement l'impression de toutes les causes de maladies.

On n'a qu'à persister dans l'administration des moyens simples et indifférens , pour obtenir des résultats favorables ; et l'expérience nous a parlé à cet égard un très-grand nombre de fois.

Dans la circonstance supposée , la fièvre de la suppuration n'est pas plus fâcheuse que celle de l'irritation ; de même que cette dernière , elle varie d'intensité suivant les circonstances : tantôt il existe entr'elles un intervalle bien distinct ; d'autres fois elles se confondent , sans qu'il existe d'interruption remarquable : de simples boissons calmantes , ainsi qu'un doux régime et le repos , suffisent ordinairement pour la combattre , et l'établissement d'une suppuration louable en est la crise heureuse , lorsqu'elle se prolonge un peu.

Quand le corps se trouve dans l'état de foiblesse que nous avons supposé être amené avec lenteur par les circonstances qui ont précédé l'opération , on agiroit dans un vrai contre-sens , si l'on bornoit les soins de l'art à calmer l'irritation apparente ; il faut alors relever les forces , sans

les exalter : l'effet d'une irritation longuement soutenue est souvent de plonger toute
l'économie dans le plus grand abattement ;
et dans ce cas, l'impression violente qui
résulte d'une opération , produit souvent
un état qui ressemble à celui de la malignité : anxiétés, foiblesse du pouls, délire
obscur , tout la caractérise : en conséquence
les préparations de kina , que l'on peut
administrer avec continuité , sont alors très-
avantageuses ; l'extrait de cette substance ,
étendu et délayé dans quelque véhicule
approprié , est d'un effet très-puissant ; si
la peau est roide , peu souple , comme
spasmodique , le camphre , en portant à la
peau , peut être d'un bon secours.

L'extrême abattement dans lequel peut
tomber l'organisation , sollicite alors l'emploi des vésicatoires ; c'est le cas de les
appliquer graduellement et sans vives secousses. Une forte impulsion donnée à la
sensibilité , par une application multipliée
des excitans , est moins salutaire qu'une
application graduée et répétée au besoin :
l'organisation affoiblie s'affaisse encore plus

après une excitation non mesurée, et tombe dans un anéantissement dont elle ne peut souvent plus se relever.

Nous avons dit que lorsque l'organisation conserve, au moment de l'opération, une juste proportion de forces, l'absence de la cause qui produit la douleur et qui fait naître un grand trouble, s'accompagne quelquefois d'un bien-être très-rapide : c'est dans ces circonstances qu'on est comme étonné des prodiges de l'art : ses soins doivent se borner alors à contenir dans de justes bornes le peu d'irritation qui survient, à ménager le rétablissement parfait de la santé, par un régime bien ordonné, et l'emploi sagement combiné de toutes les choses qui mènent à ce but.

La foiblesse qui survient à la suite de manutentions douloureuses et longuement prolongées dans les opérations, est encore plus funeste que celle qui résulte de l'épuisement graduel des forces, par la durée du mal : lorsque l'organisation a été torturée avec violence et longuement, il est rare qu'elle tarde à succomber. Dans ces fâcheuses circonstances, l'art doit recourir encore aux moyens dont nous avons fait mention, en parlant de l'affoiblissement déterminé par la durée de la maladie : c'est ici, encore plus, peut-être, que dans la première circonstance, qu'il faut exciter les forces sans secousses violentes, relever sans ajouter à l'irritation qui est si funeste, lorsqu'elle s'exerce sur un corps affoibli.

Une violente épreuve de douleur peut être considérée, relativement au corps, comme un grand ébranlement produit par une cause violente quelconque : la foiblesse qui la suit ressemble à celle que détermine la seconde de ces causes : les moyens qui excitent la chaleur de la peau, doivent être ajoutés, dans ces cas, aux doux cordiaux dont nous avons précédemment parlé : les linges chauds qu'on promène sur différentes parties du corps, la peau de mouton fraîchement écorché dont on enveloppe sa totalité, peuvent, en ranimant d'une manière douce et graduée la chaleur animale, relever les forces de la vie.

Ici on doit raisonner sur l'application

des vésicatoires , comme dans la première
supposition de foiblesse que nous avons
établie : ils peuvent donner quelque activité
au principe de vie ; mais , s'ils étoient appliqués sans mesure , et de manière à produire une sensation violente et brusque ,
ils useroient rapidement le peu de force qui
reste , au lieu qu'ils peuvent être infiniment
utiles, ménagés avec une sage circonspection.

Ce que nous avons dit sur la trop grande
promptitude du bien-être qui suit les grandes
opérations , demande peu de faire le sujet
de considérations générales : les faits que
nous avons cités à cet égard , sont isolés ;
ce sont de ces incidens épars qui ne s'atta-
chent à aucune division générale : au reste,
si des faits analogues à ceux dont il est
question se rencontroient , ce seroit par de
doux analeptiques , par des excitans sagement combinés qu'on chercheroit à prévenir
cet affaissement de l'organisation.

On ne peut déterminer que d'une manière
assez vague , les circonstances dans lesquelles on a à redouter les fièvres à caractères malins , à la suite des opérations
graves ,

graves, pratiquées dans l'hypothèse établie, lorsqu'elles ne doivent dépendre que de la disposition du sujet chez lequel des impressions violentes peuvent facilement produire un grand trouble dans les mouvemens de la vie ; on peut tout au plus les redouter d'une manière indéterminée, par la connoissance de l'irritabilité du sujet, de la facilité qu'il éprouve à être atteint par des causes même légères : en conséquence, on s'empareroit, même à l'avance, de la trop vive sensibilité, si c'étoit d'elle qu'on dût redouter les accidens ; c'est dans un tel cas que les bains, les préparations d'opium, les moyens généraux que nous avons dits propres à calmer l'irritation, peuvent très-bien convenir ; mais ils sont bien loin de suffire, lorsqu'on aperçoit le plus léger indice de malignité ; l'administration de simples calmans ne tendroit alors qu'à énerver le principe de vie déjà très-affoibli ; il faudroit prescrire les préparations de kina, qu'on peut administrer avec continuité, telles que l'extrait ou la décoction, qu'on étendroit dans quelque véhicule ; le camphre et le musc seroient aussi donnés avec beaucoup d'avantage.

Il y a tout à gagner à prévenir, par un tel traitement, la malignité qui se détruit avec tant de difficultés, lorsqu'elle est une fois établie : les toniques fébrifuges s'administrent sans inconvéniens, lorsqu'on ne les prodigue pas en cette quantité que demande ensuite une fièvre maligne bien caractérisée ; et on peut facilement détruire ce qu'ils portent d'échauffement avec eux, par des moyens simples et raffraîchissans, tels que les lavemens et les fomentations.

J'avois opéré de la pierre un homme âgé d'environ 45 ans ; il étoit très-irritable : au second jour de l'opération, je remarquai une disposition extraordinaire au babil, une surdité qui le rendoit singulièrement attentif à ce qu'on disoit auprès de lui : je lui administrai de suite le kina à fortes doses ; et je ne doute pas que ces signes légers encore ne fussent de vraies menaces de malignité.

Nous avons fait remarquer que, par la même raison que les individus opérés contractent si facilement des fièvres à fâcheux caractères, qui dépendent sur-tout de l'état nerveux du sujet, ils sont susceptibles de recevoir plus facilement que les autres , l'impression des épidémies régnantes. Les hommes qui ont pratiqué beaucoup d'opérations , peuvent apprécier à quel degré est funeste aux individus opérés , une maladie étrangère aux accidens de l'opération , quand même elle ne seroit pas , de sa nature , essentiellement liée aux caractères de malignité dont il a été question.

Ces considérations mènent nécessairement à conseiller comme moyen préservatif , de mettre quelque importance au choix des époques où l'on pratique des opérations ; d'aller au devant de telles inquiétudes , lorsqu'on est forcé d'agir , en employant, autant qu'il est au pouvoir de l'art , les ressources prophylactiques.

La maladie pour laquelle on opère peut être telle , qu'avant l'opération il n'en ait résulté aucun trouble remarquable pour l'organisation ; c'est ainsi qu'on porte l'hydrocèle sans dérangement notable ; les yeux peuvent être affectés de cataractes impunément pour le reste du corps; telle tumeur enkistée ne produit aucune gêne dans l'ensemble de l'économie, et est absolument indolente.

Dans de telles circonstances, l'opération peut ne déterminer qu'une irritation plus ou moins grande et qui doit être en rapport avec la sensibilité de l'organe lésé dans l'opé-ration, avec la violence suivant laquelle on agit sur cet organe, et sur-tout avec l'irritabilité plus ou moins vive du sujet.

Il arrive fréquemment que l'irritation de l'organe sur lequel s'exerce une opération, provoque l'irritation sympathique d'un organe éloigné : l'irritation du testicule, par exemple, dans l'opération de l'hydrocèle, suivant quelques procédés, s'accompagne très-souvent de coliques fort vives, et de douleurs lombaires très-fortes.

L'irritation de la cornée que l'on coupe dans l'opération de la cataracte, détermine chez certains sujets des vomissemens impor-tans, et qui sont quelquefois portés assez loin pour compromettre le succès de l'opération.

L'individu qui est soumis à l'opération, quoique placé dans l'hypothèse d'affections dont la présence ne fait naître aucun trouble, est quelquefois si mal disposé relativement à la sensibilité, qu'on voit résulter de son exécution des effets analogues à ceux que produiroit une puissante cause de lésion provenant du dehors. Dans le temps qu'on opéroit encore l'hydrocèle par l'excision et l'incision, un jeune homme opéré de la sorte fut affecté d'une fièvre violente dont les caractères furent très - pernicieux, et qui entraîna la perte du sujet. J'ai vu, dans quelques cas, l'opération de la cataracte, qui en admettant même toutes ses complications, paroît devoir être si simple dans ses effets, à raison de la ténuité des parties sur lesquelles on agit, de la délicatesse qui préside aux mouvemens opératoires, faire naître la plus grande agitation dans tout le système, faciliter chez celui qui avoit été opéré l'influence de toutes les maladies régnantes, et l'exposer à tout le trouble qui peut suivre les grandes opérations.

Lorsque l'opération, dans la supposition dont il s'agit, ne s'est pas accompagnée d'un grand appareil de douleur, il ne reste souvent à l'art que le soin de calmer l'irritation locale ; c'est dans elle que réside toute la cause qui tendroit à produire le trouble général ; mais l'on est assuré qu'en y amenant le calme et le relâchement, on prévient et on combat les symptômes généraux : dans l'opération de la cataracte, par exemple, il est mille circonstances où l'irritation locale étant peu grande, il n'en survient aucune dans l'ensemble de l'organisation.

Pour combattre l'irritation locale, et l'empêcher de se transmettre à toute l'économie, on doit l'attaquer par les moyens généraux dont nous avons déjà parlé ; il ne suffiroit pas toujours de calmer par des topiques.

Nous avons eu occasion d'établir dans d'autres parties de cette Dissertation, que lorsque le corps se trouvoit dans un certain relâchement favorable, on pouvoit se promettre plus de succès pour le traitement des affections extérieures qui offrent un grand degré de gravité. L'application de ce principe doit être faite, autant qu'il est possible de parler d'une manière générale, à tous les cas d'opérations à grand appareil ; par conséquent il importera, dans le plus grand nombre de circonstances, de relâcher le sujet par des boissons émollientes, par la douceur du régime, et par tous les moyens qui appropriés au tempérament des malades et à la nature du mal, auront l'avantage d'amener l'organisation à un état heureux de souplesse et de relâchement.

Quant aux effets sympathiques qui ont lieu sur les organes plus ou moins éloignés de ceux qui sont soumis à l'opération, on ne peut que recourir aux calmans usités pour les prévenir, ainsi qu'au soin d'écarter l'irritation de l'organe sur lequel on agit par le manuel de l'opération. J'opérai un officier d'un hydrocèle dans la tunique vaginale, par le procédé de l'injection ; les douleurs lombaires furent si fortes, les coliques si violentes, qu'elles déterminèrent un véritable état convulsif, qui ne céda qu'aux calmans les plus narcotiques, et aux topiques les plus émolliens appliqués sur la partie irritée par le mécanisme de l'opération.

Nous avons dit que quand même on opère dans des circonstances qui semblent ne devoir rien entraîner de fâcheux, sous le rapport de l'état dans lequel se trouve le sujet qui doit être opéré , sous celui des fonctions qui appartiennent aux organes sur lesquels on agit , ainsi que sous celui de la nature de l'opération , il étoit possible que la disposition particulière de l'individu opéré , provoquât le développement de quelque fièvre à fâcheux caractères , qu'il auroit été impossible de prévoir : il est hors de doute que si l'on est surpris par des incidens si fâcheux , il faut combattre les fièvres qui surviennent d'après leur nature reconnue, et ne pas perdre de vue que la présence d'une partie irritée ajoute beaucoup à la gravité de toute fièvre et que toute maladie qui par elle-même n'eût présenté aucun symptôme de malignité , les revêt facilement quand elle est influencée par une irritation locale et soutenue.

On peut pratiquer des opérations pour des cas dans lesquels il existe une altération qui se rapporte à tout le système : elle peut avoir rapport aux fonctions lésées par la maladie pour laquelle on opère, à l'existence d'un vice qui survit à l'opération qu'on pratique , à un désordre opéré brusquement, et déterminé par la cause qui force de recourir à l'opération.

Les moyens par lesquels on tend à rétablir les fonctions des parties lésées par l'affection qui force à opérer , sont généraux et particuliers : on agit d'une manière générale en calmant l'irritation ou l'inflammation survenue par les suites de l'opération. Avoir indiqué pour d'autres circonstances ce qui peut calmer cette nature d'accidens , c'est l'avoir fait connoître pour celle dont il s'agit.

Pour ce qui concerne les moyens particuliers, ils ont égard aux dérangemens survenus dans les fonctions des organes compromis par la maladie pour laquelle on a opéré : après l'opération de la hernie , par exemple , l'art doit tendre à rétablir la liberté du tube intestinal et le cours des matières fécales ; dans la rétention d'urine , favoriser le libre écoulement de ce fluide : il n'est pas de notre objet de nous occuper en ce moment de ces détails ; ils appartiennent à un traité spécial de chirurgie.

On opère dans quelques cas des individus

affectés de vices déterminés ; la chirurgie rationnelle de nos jours autorise rarement des opérations qu'on pratiqueroit pour des maladies qui compromettroient toute l'organisation ; mais, si des circonstances quelconques, telles que des incertitudes de diagnostic, déterminoient à y recourir, nul doute qu'il ne fallût se conduire après l'opération, de manière à combattre ou amender la viciation dont il s'agit.

Si l'on étoit réduit à opérer un individu affecté d'un vice particulier, et pour une maladie indépendante de ce vice, il est évident que les soins de l'art devroient tendre, dans cette circonstance, à écarter de la solution de continuité qui a succédé à l'opération, l'influence de la viciation qui existe chez l'opéré.

Parmi les viciations qui souillent l'économie animale, il en est qui n'ajouteroient pas beaucoup de gravité à une affection locale, accidentelle ; mais il en est d'autres qui la compliqueroient avec beaucoup de facilité ; telle est la dégénération scorbutique, et quelquefois la viciation cancereuse : le vice qui souille l'organisation se joindroit d'autant plus facilement à l'ulcération qui fait suite à la maladie opérée , qu'elle auroit affecté elle-même les parties avec lesquelles ce vice semble avoir plus d'affinité.

La conduite de l'opérateur dans de telles circonstances doit être d'autant plus remplie de prévoyance et d'attention , que le trouble causé par une opération importante est très-propre à exalter le vice qui prédomine dans le corps, et à le reproduire, s'il est comme étouffé.

Nous ne discuterons point ici les moyens propres à détruire les viciations qui se lient aux maladies pour lesquelles on opère ; nous nous contenterons de dire qu'il est d'un art sage et éclairé de les associer convenablement à ceux qui sont appropriés à l'affection qui a exigé l'opération , et de discerner jusqu'à quel point on peut alors employer les remèdes appelés spécifiques , qui, le plus souvent pris dans la classe des médicamens actifs , ont pour propre de troubler plus ou moins fortement l'ensemble du système.

Lorsqu'on opère pour des circonstances dans lesquelles le mal n'est pas complètement enlevé par l'ablation de la partie dans laquelle il avoit son siége apparent , et où il avoit été produit par une action brusque , on peut redouter encore de grands accidens, à la suite de l'opération. Ici le désordre existe profondément ; une commotion plus ou moins forte a bouleversé toute l'économie, Nous avons eu occasion de nous étendre longuement sur ces fièvres qui se lient à l'irritation ou à la naissance de la suppuration. Nous ne nous répéterons dans cette circonstance , que pour mettre en garde contre les époques qui suivent ces premiers temps , et pour inviter l'opérateur à mettre le plus grand intérêt à recourir aux moyens qui peuvent corriger cette fâcheuse disposition du corps. Si l'on pouvoit avoir des données sûres , pour discerner les cas dans lesquels on porte le germe d'une fièvre à fâcheux caractères , et qui n'attend qu'une légère occasion pour se développer , on s'efforceroit de la prévenir par le traitement qui pourroit combattre cette fâcheuse disposition. Or ici la disposition est reconnue : elle se trouve dans l'ébranlement nerveux imprimé à toute l'organisation par une cause accidentelle ; dans le déchirement de la partie lésée , et d'où part , si je peux m'exprimer ainsi , une irradiation d'irritation.

Nous renvoyons à cet égard , à la conduite que nous avons indiquée pour prévenir les fâcheuses fièvres qui se lient aux fortes irritations , ou qui accompagnent la naissance de la suppuration. J'avois coupé la jambe à un homme pour une fracture comminutive , produite par une violente contusion. Les fièvres d'irritation et de suppuration ne s'accompagnèrent d'aucun phénomène remarquable : mais au huitième jour de l'opération , il survint une fièvre à caractères décidément ataxiques ; et le malade ne put en supporter que quelques redoublemens , malgré le traitement le plus énergique. Il est donc du plus grand intérêt de considérer , dans de tels cas , l'ensemble de l'économie , et de ne pas seulement avoir égard au désordre apparent ; il faut juger avec le plus sévère examen , avec la plus inquiète prévoyance , quel peut avoir été le résultat d'impressions aussi fortes , si l'on ne veut être surpris par des accidens secondaires , qu'il est souvent impossible de combattre.

TROISIÈME PARTIE.

DES affections locales se développent spontanément et sans l'action d'aucune cause extérieure, au dehors de notre organisation; elles offrent le caractère aigu, ou se présentent comme chroniques.

Celles qui sont aiguës appartiennent à l'inflammation : tantôt celles-ci ne se développent sous l'action d'aucune cause extérieure; d'autres fois elles sont déterminées par l'impression d'une cause provenant du dehors.

Cette différence dans les causes doit nécessairement amener des variétés dans l'extension qu'on doit donner, suivant les cas, au traitement interne ou au traitement topique.

L'usage a prévalu dans la médecine des maladies extérieures, de considérer quelques-unes des inflammations qui surviennent à la superficie du corps, comme essentiellement liées à l'embarras des premières voies : sans qu'on puisse rendre raison de ce concours de phénomènes, il est certain que l'évacuation des sucs viciés que renferme l'estomac, diminue l'intensité de l'inflammation erysipépélateuse, au moins dans un grand nombre de circonstances.

L'expérience a démontré que ce sont surtout les évacuations par les voies supérieures qui rompent les fluxions érysipélateuses. Si l'inflammation locale pour laquelle on administre les évacuans, s'accompagne d'une fièvre à fâcheux caractères, comme la chose arrive souvent, l'art doit s'abstenir alors des moyens évacuans qui n'agissent point dans le sens de ceux qui compriment les accès de fièvre, et recourir aux remèdes qui ont la puissance de les dompter. Il faudroit dans ces derniers cas d'érysipèle, d'autant moins recourir aux évacuations alvines, que l'inflammation érysipélateuse tend fréquemment à la gangrène.

Dans ces dernières circonstances, comme dans celles qui offrent un engorgement considérable et qui ne permet pas d'espérer une résolution facile ; l'observation a démontré qu'on partageoit avec beaucoup d'avantage la fluxion érysipélateuse, par le moyen d'un vésicatoire appliqué sur la partie opposée à celle qui se trouve primitivement affectée : de sorte que pour cette application, on choisiroit le membre opposé à celui qui est le siége de la maladie ; ou, si elle étoit placée sur les parois des cavités, celui qui est opposé au côté affecté.

Si l'application du vésicatoire peut obtenir un heureux succès pour les lésions accidentelles, à plus forte raison doit-on l'espérer pour des maladies qui se sont formées spontanément. Je ne répéterai pas ici les argumens par lesquels on peut comparer d'une manière exacte les fluxions qui se forment sur les organes profonds, à celles qui se déterminent sur les parties superficielles du corps : la ressemblance est trop frappante, et trop conforme aux lois reconnues de l'organisation, pour qu'il soit nécessaire d'y revenir ; aussi l'observation m'a-t-elle toujours parlé en faveur de cette pratique pour les engorgemens inflammatoires les plus considérables : et ceux qui ont considéré ma conduite dans les hôpitaux,

pitaux, ont pu juger combien pour appuyer ce fait de doctrine, concourent puissamment les résultats de l'expérience avec les combinaisons de la théorie.

Nous pouvons appliquer généralement, le principe que nous venons d'établir, à toutes les inflammations locales qui se manifestent à l'extérieur du corps, et il peut se rapporter très-bien à l'inflammation phlegmoneuse.

Un praticien distingué de cette ville a préconisé l'avantage de l'application du vésicatoire sur le lieu même de l'inflammation, dans les cas d'érysipèle et de phlegmon. Le raisonnement se joint ici à l'expérience, pour enlever à ce moyen la faveur que pourroit lui valoir la réputation de son auteur. En effet la nature indique par-tout l'intention d'affoiblir les affections locales ; elle rend presque toujours la fièvre générale ; les maladies dans lesquelles quelque organe est essentiellement affecté, sont celles qui marchent le plus difficilement à une heureuse solution. On est bien loin d'agir dans un tel sens, en appliquant le vésicatoire sur la partie enflammée : on conçoit que par ce procédé, on

attire tout sur le point primitivement malade,
qu'on dirige sur lui tous les élémens de la
maladie ; et on peut facilement se tracer le
tableau de tout ce qui peut survenir de grave
dans un engorgement inflammatoire porté un
peu loin. Tel gonflement qui a son siége près
d'une articulation, et dans lequel on auroit
pu ménager les ressources de la résolution,
sera livré à la suppuration par un tel traitement, et l'articulation deviendra le siége d'une
de ces maladies dont on connoît toute la gravité.

Ce n'est pas toujours sans danger qu'on
exaspère l'inflammation d'une partie ; et l'inflammation étant elle-même l'exaltation des
principales propriétés de la vie, on doit redouter un moyen qui produit ce phénomène
pathologique au plus haut degré, sur des
parties qui en sont exemptes ; en l'employant,
on outrepasse assurément le but de la nature,
si on n'envisage même l'inflammation que
d'une manière isolée et abstraite.

Tout parle au contraire en faveur d'un
dérivatif qui serve, pour ainsi dire, de contre-
poids à la fluxion primitive : le remède est
placé loin de la partie primitivement affectée ;

de là le partage de la maladie , en vertu des lois reconnues de l'organisation , et la certitude de l'annuller , autant qu'il est possible , en s'efforçant de la répartir sur les différens points. Il ne fait naître aucun trouble sur les organes profonds , comme les moyens qui se rapportent aux évacuans, et agit dans le sens de la nature dont les efforts tendent toujours à porter au dehors toutes les causes d'altération. L'argument qu'on pourroit tirer contre l'emploi du vésicatoire , de l'accroissement d'irritation qu'il produit dans le corps , se détruit par cette considération, qu'une force déterminée d'irritation s'affoiblit nécessairement dans les effets dont elle s'accompagne , lorsqu'elle est partagée.

Le raisonnement suffiroit pour combattre une voie de traitement qui semble opposée à la marche de la nature. Ce seroit envain qu'on voudroit appeler l'observation à l'appui d'une telle pratique : en médecine , l'observation de quelques faits ne suffit point pour étayer une doctrine , lorsqu'elle est contraire à la marche de la nature, et qu'elle est démentie elle-même par d'autres faits ; car l'expérience a plus d'une fois démontré que les profonds dépôts , les engorgemens interminables dans les articulations, avoient succédé à de telles applications.

Les moyens qu'on a coutume de diriger contre l'inflammation érysipélateuse , se rapportent aux boissons délayantes et aux évacuans ; on emploie dans le phlegmon proprement dit, les boissons de la même nature, et on pratique fréquemment la saignée. L'évacuation sanguine peut ne pas être avantageuse dans toutes les circonstances de phlegmon , parce que cette inflammation peut être purement locale, sans que l'ensemble de l'économie partage cette disposition ; il peut même avoir lieu chez un individu affoibli sous beaucoup de rapports ; et alors il importe, pour ménager une heureuse terminaison à l'inflammation phlegmoneuse , d'épargner les forces du malade, et de n'employer aucun moyen qui puisse les diminuer beaucoup ; et quoique l'inflammation , considérée d'une manière générale, soit l'affection qui suppose le plus fréquemment le besoin de la saignée , il est néanmoins un grand nombre de cas où ses terminaisons seroient influencées d'une manière funeste , par son moyen.

Pour résumer les conséquences de nos réflexions, nous désirons donc que dans les inflammations locales, on applique le vésicatoire sur la partie opposée à celle qui a été le siége primitif du mal, comme moyen de dérivation, lorsque l'engorgement est trop considérable, pour qu'on puisse espérer une résolution facile, quand on a à redouter de vastes dépôts, des engorgemens qui font craindre des suites très-graves.

Nous n'excluons point, par le procédé que nous indiquons, l'usage des évacuans pour les cas ordinaires d'érysipèle; celui de la saignée pour certaines circonstances de phlegmon : mais nous proposons un puissant auxiliaire à leur action dans des occasions très-graves ; et le moyen indiqué devient très-puissant pour des cas où les autres ne sauroient trouver une juste application.

L'habitude extérieure présente d'autres maladies dont les variétés sont nombreuses : il en est qui sont indolentes, qui ne tiennent à aucun vice spécial, et d'où il ne peut s'effectuer aucune résorption fâcheuse.

Il existe à l'extérieur du corps des collections purulentes, connues sous le nom de dépôts : l'art ou la nature peuvent avoir pratiqué une issue au fluide qu'elles contiennent : ou il n'en existe point ; soit que suivant les préceptes de l'art, il ne soit pas temps de la pratiquer; soit que suivant ces mêmes règles, on doive s'en abstenir toujours. On trouve encore au dehors des solutions de continuité plus ou moins anciennes , d'où il s'écoule constamment du pus.

On rencontre des tumeurs qui , sans être ulcérées, s'accompagnent d'une douleur plus ou moins violente, portent dans l'organisation l'influence du vice dont elles sont frappées , et par conséquent produisent les plus fâcheux effets.

Nous avons dit que nous rapporterions à cette classe d'altérations les corps étrangers qui, placés dans un organe qu'ils irritent , provoquent, par la douleur qu'ils font naître , par la gêne qu'ils apportent dans l'exécution de quelque fonction, plus ou moins de trouble dans l'ensemble du système.

Les tumeurs qui sont indolentes par elles-mêmes , qui ne sont frappées d'aucun vice ,

dans lesquelles il n'existe point de suppuration , peuvent être portées pendant long-
temps, sans qu'il en résulte rien de fâcheux
pour le corps : telles sont certaines loupes ,
quelques exostoses. Cependant, en supposant
ces tumeurs dans la circonstance favorable
que nous avons énoncée , elles peuvent , par
leur volume , former un centre considérable
de nutrition , d'où résulte souvent l'amaigris-
sement de toutes les parties voisines , et tout
ce qui peut suivre d'un tel état. Les sujets
affectés de la sorte sont ordinairement très-
affoiblis , plus exposés que les autres à l'influence des épidémies régnantes ; certaines
fonctions languissent chez eux. J'ai vu long-
temps à l'Hôtel-Dieu , un homme qui portoit une vaste loupe entre les épaules ; il
étoit habituellement très-foible, presque éma-
cié par les extrémités ; le contour de la
tumeur offroit beaucoup d'embonpoint , étoit
parcouru par des vaisseaux variqueux : cet
homme étoit toujours languissant ; toutes les
fièvres attachées à l'influence des saisons le
saisissoient , et sur-tout celles qui tenoient
du caractère muqueux.

Lorsque de telles tumeurs ne doivent pas

être enlevées , les individus qui les portent ont besoin d'être constamment fortifiés : les douces préparations de kina , les conserves fortifiantes , les amers , doivent leur être prodigués : on peut provoquer sur le reste du corps la juste répartition des forces nutritives , par le moyen des frictions , par l'exercice convenable des parties qui semblent s'affoiblir , à raison de la privation des sucs.

Les collections purulentes qui existent à l'extérieur du corps , comme nous l'avons observé déjà , peuvent n'offrir encore aucune issue au pus qu'elles contiennent ; ou elles sont déjà ouvertes , soit par les secours de l'art , soit par les ressources de la nature. Lorsqu'il n'existe aucune ouverture , il est utile qu'elle s'effectue ; ou l'art a intérêt d'en éloigner l'époque, comme dans certains dépôts froids , dans ceux par congestion.

Dans la première circonstance , lorsque le dépôt a succédé à une inflammation active , il existe un état de douleur et de tension , qu'il faut détruire par les relâchans et les calmans. Ce ne seroit que chez des sujets très-affoiblis , ou dans les dépôts froids et par congestion , qu'il faudroit fortifier doucement le système ; pour éviter les résorptions funestes. On fait alors un très-salutaire usage des doux toniques : tels que les décoctions légères d'écorce du Pérou, ou autres préparations analogues. Dans de pareils cas, les purgatifs pourroient s'accompagner des plus fâcheux effets. Sans trop chercher à expliquer leur action, il est certain qu'ils produisent sur le corps un mouvement de dehors en dedans, qui facilite les résorptions : aussi a-t-on vu plus d'une fois des depôts disparoître et s'affaisser sous l'emploi mal dirigé des purgatifs ; et l'on conçoit ce que doit être pour l'organisation, la jetée à l'intérieur d'un tel fluide.

Lorsqu'il existe une issue au pus renfermé dans les dépôts, de quelque manière qu'elle ait été produite, si le pus qui en découle est de bonne nature, s'il a été élaboré sous l'influence d'une inflammation louable, la médecine interne a peu de chose à faire pour concourir à la détersion d'un tel foyer ; ses soins doivent se borner alors à faire observer un régime convenable, et à tenir un juste milieu entre une diète affoiblissante et celle

qui introduiroit dans le corps une surabon-
dance de sucs ; il faudra éviter de recourir aux
purgatifs, lorsque la détersion est encore loin
d'être faite , pour les raisons que nous avons
exposées dans les cas de collections non
ouvertes.

Les ulcères qui existent à la superficie du
corps , tantôt sont de nature à pouvoir être
guéris complètement ; d'autres fois ils doivent
être rangés dans la classe de ceux qu'il seroit
dangereux de faire cicatriser. Dans tous les
cas , lorsque la suppuration qui en découlera
sera de bonne nature et en proportions convenables , la médecine interne devra borner
ses soins aux considérations du régime.

La présence d'un ulcère qui dure depuis
long-temps, détermine toujours un affoiblissement qui porte très-souvent son influence
sur les voies digestives. Les sujets atteints de
ces solutions de continuité doivent être fortifiés d'une manière uniforme. Dans les hôpitaux,
je donnois habituellement avec beaucoup
d'avantage les différens amers. Si les premières
voies paroissent engouées chez de tels individus , il faut plutôt recourir aux évacuans

par le haut, qu'à ceux qui portent aux selles ;
l'expérience ayant démontré, comme nous
l'avons déjà dit, que les purgatifs favorisent
très-fréquemment les résorptions, sur-tout
lorsqu'on a à faire à des individus déjà très-
affoiblis.

Un ulcère peut être considéré, à moins
qu'il ne se lie qu'à des circonstances purement locales, comme le tableau fidèle de ce
qui se passe dans l'organisation. L'état d'atonie
et de putridité des chairs sollicite l'emploi des
moyens toniques ; leur état d'éréthisme et
d'inflammation demande l'emploi de ceux qui
portent le calme et le relâchement : mais, en
parlant d'une manière générale, la médecine
relâchante n'est pas celle qui convient aux
hommes épuisés par de longues suppurations.

Lorsque les ulcérations portent l'empreinte
d'un vice spécifique, aux moyens généraux
ordinaires, on doit joindre ceux qui com-
battent la viciation déterminée ; mais, dans
cette Dissertation, nous ne devons pas nous
occuper des objets en particulier.

La médecine doit être remplie de circonspection, lorsqu'une ulcération ancienne se

cicatrise avec promptitude, quand même elle ne présenteroit aucune complication de vice intérieur : on a vu résulter les plus graves inconvéniens de la dessication des ulcères. Un homme portoit à une jambe un ulcère réputé habituel, à raison de son ancienneté et de sa forme : il fut attaqué de l'oppression la plus forte, à mesure que la cicatrisation s'effectua ; et, malgré l'application multipliée des vésicatoires, il succomba à cet accident. J'ai vu fréquemment d'autres individus offrir tous les phénomènes de la fièvre adynamique, quand de vastes ulcérations se cicatrisoient avec quelque promptitude.

La fièvre, même dépouillée de tout fâcheux caractère, qui s'accompagne de frissons violens, peut être bien funeste, lorsque des collections de pus ou des ulcères existent sur la superficie du corps ; le spasme qu'elle fait naître, produit un resserrement qui agissant sur le siége du pus, le fait disparoître avec la plus grande facilité, et le porte dans le torrent de la circulation.

La putridité qui résulte de la disparution du pus, est la plus funeste de toutes : le pus

devant par lui-même être chassé de l'organisation, on doit juger de suite ce qui résulte
de son reflux dans le sang, sur-tout lorsqu'il
s'y porte en abondance et avec des caractères
de viciation. L'état putride qui se joint à la
résorption du pus, s'annonce par les caractères
les plus graves; la peau est sèche et brûlante,
la langue couverte de l'enduit le plus noirâtre,
l'haleine fétide : les poumons sont les organes
particuliers qui souffrent le plus de ces funestes fluxions.

Dans ces fâcheuses circonstances, on doit
combattre la putridité avec toute la force
possible, s'empresser de débarrasser les organes par les dérivatifs les plus accélérés et
les plus nombreux : les préparations les plus
énergiques de kina, les vins les plus cordiaux,
les vésicatoires les plus prompts, sont des
moyens trop foibles encore pour repousser
de si fâcheux effets, et les malades succom-
bent presque toujours.

Il est des tumeurs qui frappées d'un vice
particulier, portent, par leur présence, le
plus grand trouble dans toute l'économie :
quelquefois elles sont de nature à être en-

levées par une opération ; dans d'autres circonstances , il est dans les préceptes de l'art de ne pas le tenter : elles sont ulcérées à l'extérieur , ou intactes encore sous ce rapport.

Je n'examine point ici jusqu'à quel degré les remèdes spécifiques doivent être administrés en pareils cas. Je me contenterai d'observer que dans un grand nombre de maladies à caractères spécifiques , telles que les affections cancereuses , certaines tumeurs scrophuleuses, les remèdes particuliers manquant souvent leur effet , étant pris dans la classe des moyens irritans , un art bien dirigé doit en faire un très-sobre usage, et se contenter de fortifier doucement le système , d'adoucir la masse du sang par de doux analeptiques, de la purifier par des exutoires convenablement placés.

On peut, par une médecine sage et qui se contente de fortifier à propos , d'adoucir l'acreté habituelle causée par les divers vices, de chasser au dehors les sucs pervertis , de déplacer l'irritation , prolonger longuement la vie des malades atteints d'affections chroniques ; au lieu qu'avec un traitement actif, on peut souvent donner plus d'énergie au vice qu'on veut combattre. La médecine qui soulage les maux qu'elle ne peut guérir, qui prolonge la vie en retardant leur marche , n'est pas un art à dédaigner , et les hommes crédules préfèrent trop souvent à ses bienfaits réels , les assurances hardies de l'empyrisme.

Si les maladies dont il est question sont ulcérées à l'extérieur, elles plongent le corps dans une plus grande foiblesse ; elles offrent de plus l'inconvénient des résorptions de pus , sont plus promptes à faire naître la fièvre lente : c'est dans cette circonstance que dans la proportion des moyens généraux qu'on administre , les toniques doivent prévaloir sur les autres.

Les corps étrangers dont la présence irrite des organes doués de beaucoup de sensibilité, et que des circonstances tirées des préceptes de l'art empêchent d'enlever, exigent l'emploi le plus constant des calmans, d'un doux régime ; et , comme le propre de la douleur longuement prolongée est d'affoiblir beaucoup, il est nécessaire , lorsque cet état doit durer long-temps, de concilier l'emploi des toniques avec celui des calmans, et de les associer en rapports convenables. On ne doit jamais perdre de vue qu'un individu soumis à une cause d'irritation quelconque, est sans cesse exposé à tous les accidens qui peuvent naître d'un grand trouble, et porte avec lui le germe le plus fécond de toutes les affections soit aiguës, soit chroniques.

FIN.